Dieta Cetogénica Fácil Para Principiantes 2021

El Libro De Cocina Completo De La Dieta Cetogénica Para Perder Peso Sin Renunciar A Sus Platos Favoritos

Allison Rivera
Lola Delgado

Tabla ocontenido

BATIDOS Y RECETAS DE DESAYUNO

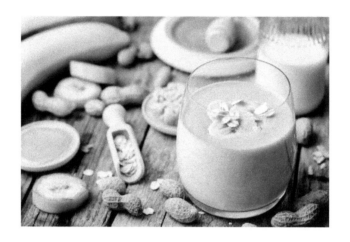

Pastel de gasa de zanahoria

Tiempo de preparación: 15 minutos Tiempo de cocción: 24 minutos Porciones: 6

Ingredientes:

- ☐ 1 huevo batido

- ☐ 2 cucharadas de mantequilla derretida

- ☐ 1/2 taza de zanahoria, rallada

- ☐ 3/4 de taza de harina de almendras

- ☐ 1 cucharadita de polvo de hornear

- ☐ 2 cucharadas de crema para batir pesada

- ☐ 2 cucharadas de edulcorante

- ☐ 1 cucharada de nueces picadas

- ☐ 1 cucharadita de especias de calabaza
- ☐ 2 cucharaditas de canela

Instrucciones:

1. Precalentar a tu fabricante de gofres.

2. En un tazón grande, combine todos los ingredientes.

3. Vierta parte de la mezcla en el fabricante de gofres.

4. Cierre y cocine durante 4 minutos.

5. Repita los pasos hasta que se haya utilizado toda la masa restante.

Nutrición: Calorías 294 Grasa total 26.7g Grasa saturada 12g Colesterol 133mg Sodio 144mg Potasio 421mg Carbohidratos Totales 11.6g Fibra Dietética 4.5g Proteína 6.8g Azúcares Totales 1.7g

Chaffles de arándanos

Tiempo de preparación: 10 minutos Tiempo de cocción: 28 minutos Porciones: 4

Ingredientes:

- **1 huevo batido**

- **1/2 taza de queso mozzarella** finamente rallado

- **1 cucharada de queso crema, suavizado**

- **1 cucharada de jarabe** de arce sin azúcar + extra para cobertura

- **1/2 taza de arándanos**

- **1/4 cucharadita de extracto** de vainilla

Chaffles de pacana
de trigo integral

Porción: 8

Tiempo de preparación: 10 minutos Tiempo de cocción: 20 minutos

ingredientes

- ☐ 2 tazas de harina de pastelería de trigo integral

- ☐ 2 cucharadas de azúcar

- ☐ 3 cucharaditas de polvo de hornear

- ☐ 1/2 cucharadita de sal

- ☐ 1/2 taza de queso mozzarella rallado
- ☐ 2 huevos grandes, separados

- ☐ 1-3/4 tazas de leche sin grasa

- ☐ 1/4 de taza de aceite de canola

- ☐ 1/2 taza de pacanas picadas

dirección

1. **Fabricante de gofres precalentados. Bate los primeros cuatro ingredientes.** En otro tazón, mezcle las yemas de huevo, la leche y el aceite; agregue a la mezcla de harina, revolviendo hasta que se humedezcan. **En un tazón limpio, batir las claras de huevo a velocidad media** hasta que estén **rígidas pero no secas. Agregue el queso mozzarella y revuelva bien.**

2. **Dobla en la masa. Hornee los azafrán de acuerdo con las instrucciones del fabricante hasta que se doren, rociando masa con pacanas después de verter. Opción de congelación: Enfríe los rozaduras en los bastidores de alambre. Congele entre capas de papel encerado en una bolsa congeladora de plástico resellable. Recaliente los asbestos** en una tostadora o horno tostadora en un ajuste **medio.**

Nutrición: Calorías: 241 calorías Grasa total: 14g
Colesterol: 48mg Sodio: 338mg Carbohidratos totales: 24g
Proteína: 7g Fibra: 3g

Chaffles del miércoles

Porción: 24

Tiempo de preparación: 10 minutos Tiempo de cocción: 55 minutos

ingredientes

- **spray de** cocina

- **8 huevos batidos**

- **7 tazas de agua**

- **1 taza de aceite** de canola

- **1 taza de compota de manzana sin endulza**

- **4 cucharaditas de extracto** de vainilla

- **4 tazas de harina de pastelería de trigo integral**

- **2 tazas de leche seca en polvo**

- **1/2 taza de queso mozzarella rallado**

- **2 tazas de comida** de semillas de lino

- **1 taza de germen de** trigo

- **1 taza de harina** multiusos

- **1/4 de taza de polvo** para hornear

- **4 cucharaditas de polvo** de hornear

- **1/4 de taza de azúcar** blanco
- **1 cucharada de canela molida**

- **1 cucharadita de sal**

dirección

1. Rocíe una plancha de gofres con spray de cocina y precaliente de acuerdo con las instrucciones del fabricante.

2. Batir huevos, agua, aceite de canola, compota de manzana y extracto de vainilla en un tazón grande completamente combinado. Agregue el queso mozzarella y revuelva bien.

3. Batir la harina de pastelería de trigo integral, leche seca en polvo, comida de semillas de lino, germen de trigo, harina multiusos, 1/4 de taza más 4 cucharaditas de polvo de hornear, azúcar, canela y sal en un tazón grande separado hasta que se combinen a fondo. Mezcle los ingredientes secos en ingredientes húmedos 1 taza a la vez para hacer una masa suave.

4. Cucharón 1/2 taza de masa, o cantidad recomendada por el fabricante, en gofres precalentados; cerrar la tapa y cocinar el gofre hasta que esté crujiente y dorado, de 3 a 5 minutos. Repita con la masa restante.

Nutrición:

Calorías: 313 calorías Grasa total: 15.9 g Colesterol: 64 mg de sodio: 506 mg De carbohidratos totales: 33,4 g Proteína: 11,8 g

Instrucciones:

1. Precalentar la plancha de gofres.

2. Mezcle todos los ingredientes en un tazón mediano.

3. Abra la plancha y vierta un cuarto de la mezcla. Cierre y cocine hasta que esté crujiente, 6 minutos.

4. Retire el chaffle en un plato y haga 3 más con los ingredientes restantes.

5. Corta cada paja en cuñas, placa, deja enfriar y sirve.

Nutrición: Calorías 136 Grasas 9.45g Carbohidratos 3.69g Carbohidratos Netos 3.69g Proteína 8.5g

Batido verde

saludable

Tiempo de preparación: 5 minutos Tiempo de cocción: 5 minutos

Servir: 2

ingredientes:

- 1 taza de aguacate
- 1/2 limón pelado
- 1 pepino pelado
- 1 cucharadita de jengibre pelado
- 1/2 taza de cilantro
- 1 taza de espinaca bebé
- 1 taza de agua

Indicaciones:

Agregue todos los ingredientes a la licuadora y licúe hasta que estén suaves.

Sirva y disfrute.

Valor nutricional (cantidad por porción):

Calorías 179

Grasa 14,5 g

Carbohidratos 13.1 g

Azúcar 3 g

Proteína 3 g

Colesterol 0 mg

Instrucciones:

1. Precalentar la plancha de gofres.

2. En un tazón mediano, mezcle todos los ingredientes.

3. Abra la plancha, engrase ligeramente con spray de cocción y vierta un cuarto de la mezcla.

4. Cierre la plancha y cocine hasta que se dore y esté crujiente, 7 minutos.

5. Retire el chaffle en un plato y reserve.

6. Haga los chaffles restantes con la mezcla restante.

7. Rocíe los asbestos con jarabe de arce y sirva después.

Nutrición: Calorías 137 Grasas 9.07g Carbohidratos 4.02g Carbohidratos Netos 3.42g Proteína 9.59g

Chaffle Cannoli

Tiempo de preparación: 15 minutos Tiempo de cocción: 28 minutos Porciones: 4

Ingredientes:

Para los rozaduras:

- **1 huevo** grande

- **1 yema de** huevo

- **3 cucharadas de mantequilla, derretida**

- **1 cucharada** de **confitería desviadora**

- **1 taza de queso parmesano** finamente rallado

- **2 cucharadas de rallado** finamente
  Mozzarella

Para el relleno de cannoli:

- **1/2 taza de queso** ricotta

- **2 cucharadas de azúcar de confitero**
  desviado

- **1 cucharadita de extracto** de vainilla

- **2 cucharadas de chips de chocolate sin endulzar para decorar**

Instrucciones:

2. Precalentar la plancha de gofres.

3. Mientras tanto, en un tazón mediano, mezcle todos los ingredientes para los azafnillos.

4. Abra la plancha, vierta un cuarto de la mezcla, cubra y cocine hasta que esté crujiente, 7 minutos.

5. Retire el chaffle en un plato y haga 3 más con la masa restante.

6. Mientras tanto, para el relleno de cannoli:

7. Batir el queso ricotta y desviar el azúcar de la confitería hasta que quede suave. Mezcle la vainilla.

8. En cada paja,extienda parte del relleno y envuélvelo.

9. Decora los extremos cremosos con unas patatas fritas de chocolate.

10. Sirva inmediatamente.

Nutrición: Calorías 308 Grasas 25.05g Carbohidratos 5.17g Carbohidratos Netos 5.17g Proteína 15.18g

Chaffles de mantequilla nutter

Tiempo de preparación: 15 minutos Tiempo de cocción: 14 minutos Porciones: 2

Ingredientes:
Para los rozaduras:

- 2 cucharadas de mantequilla de maní sin azúcar en polvo

- 2 cucharadas de jarabe de arce (sin azúcar)

- 1 huevo batido

- 1/4 de taza de queso mozzarella finamente rallado

- 1/4 cucharadita de polvo de hornear

- 1/4 cucharadita de mantequilla de almendras

- 1/4 cucharadita de extracto de mantequilla de maní

- 1 cucharada de queso crema ablandado

Para el glaseado:

- 1/2 taza de harina de almendras

- 1 taza de mantequilla de maní

- 3 cucharadas de leche de almendras

- 1/2 cucharadita de extracto de vainilla

- 1/2 taza de jarabe de arce (sin azúcar)

Instrucciones:

2. Precalentar la plancha de gofres.

3. Mientras tanto, en un medio
   tazón, mezclar todos los ingredientes hasta que estén suaves.

4. Abra la plancha y vierta la mitad de la mezcla.

5. Cierre la plancha y cocine hasta que esté crujiente, de 6 a 7 minutos.

6. Retire el chaffle en un plato y reserve.

7. Haz un segundo chaffle con la masa restante.

8. Mientras los rozaduras se enfrían, haz el glaseado.

9. Vierta la harina de almendras en una cacerola mediana y revríe a fuego medio hasta que esté dorada.

10. Transfiera la harina de almendras a una licuadora y cubra con los ingredientes de glaseado restantes. Procese hasta que quede suave.

11. 1Spread el glaseado en los rozaduras y servir después.

Nutrición: Calorías 239 Grasas 15.48g Carbohidratos 17.42g Carbohidratos Netos 15.92g Proteína 7.52g

Pollo con pimienta asada

Tiempo de preparación: 10 minutos Tiempo de cocción: 15 minutos Servir: 4

ingredientes:

- 4 pechugas de pollo, sin piel y deshuesadas
- 1 1/2 cucharadita de condimento italiano
- 2/3 taza de pimientos rojos, asados y picados
- 3/4 de taza de crema pesada
- 3 dientes de ajo picados
- 4 cucharadas de aceite de oliva
- 1/2 cucharadita de sal

Indicaciones:

1. Agregue la pimienta, el ajo, el aceite, 1 cucharadita de condimento italiano, pimienta y sal en la licuadora y mezcle hasta que quede suave.
2. Sazona el pollo con el condimento restante y cocina en una sartén a fuego medio durante 7-8 minutos a cada lado.
3. Transfiera el pollo a un plato.
4. Vierta la mezcla de pimiento rojo en la sartén y cocine durante 2 minutos.
5. Agregue la crema pesada y revuelva bien.
6. Regresa el pollo a la sartén revuelve bien para cubrir

con salsa.

7. Sirva y disfrute.

Valor nutricional (cantidad por porción):

Calorías 520

Grasa 37 g

Carbohidratos 5 g

Azúcar 2 g

Proteína 42 g

Colesterol 10 mg

RECETAS DE MARISCOS Y PESCADOS

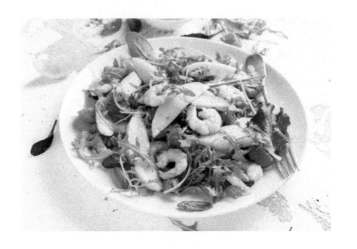

Camarón y brócoli

Tiempo de preparación: 10 minutos Tiempo de

cocción: 7 minutos

Servir: 2

ingredientes:

- 1/2 lb de camarón
- 1 cucharadita de jugo de limón fresco
- 2 cucharadas de mantequilla
- 2 dientes de ajo picados
- 1 taza de floretes de brócoli
- sal

Indicaciones:

- Derretir la mantequilla en una sartén a fuego medio.
- Agregue el ajo y el brócoli a la sartén y cocine durante 3-4 minutos.
- Agregue los camarones y cocine durante 3-4 minutos.
- Agregue el jugo de limón y la sal y revuelva bien.
- Sirva y disfrute.

Valor nutricional (cantidad por porción):

Calorías 257

Grasa 13 g

Carbohidratos 6 g

Azúcar 0,9 g

Proteína 27 g

Colesterol 269 mg

Puré de coliflor de brócoli liso

Tiempo de preparación: 10 minutos Tiempo de cocción: 10 minutos Servir: 4

ingredientes:

- 2 tazas de floretes de coliflor
- 2 tazas de floretes de brócoli
- 2 dientes de ajo pelados
- 1/4 cucharadita de cebolla en polvo
- 1 cucharada de aceite de oliva
- 1/2 cucharadita de pimienta
- 1/2 cucharadita de sal

Indicaciones:

1. Caliente el aceite de oliva en una sartén a fuego medio.
2. Agregue la coliflor, el brócoli y la sal en una sartén y saltee hasta que se ablanden.
3. Transfiera verduras y ajo al procesador de alimentos y procese hasta que estén suaves.
4. Sazona con cebolla en polvo, pimienta y sal.
5. Sirva y disfrute.

Valor nutricional (cantidad por porción):

Calorías 60

Grasa 3 g

Carbohidratos 6 g

Azúcar 2 g

Proteína 2 g

Colesterol 0 mg

RECETAS DE CERDO, CARNE DE RES Y CORDERO

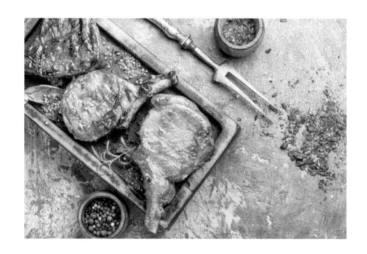

Carne de chile

Servicios: 8

Tiempo de

preparación: 50

minutos

Ingredientes

- 3 costillas de apio, finamente cortadas en cubos

- 2 libras de carne de res alimentada con pasto, molida

- 2 cucharadas de chile en polvo

- 2 cucharadas de aceite de aguacate, dividido

- 2 tazas de caldo de carne de

res alimentado con hierba

Directions

1. Caliente el aceite de aguacate en una sartén a fuego medio y agregue la carne de res.
2. Saltee durante unos 3 minutos a cada lado y agregue el caldo y el chile en polvo.
3. Cubra la tapa y cocine durante unos 30 minutos a fuego medio-bajo.
4. Agregue el apio y el plato en un tazón para

servir.

Cantidad nutricional por porción

Calorías 223

Grasa total 11.8g 15%

Grasa saturada 4.7g 23%

Colesterol 75mg 25%

Sodio 198mg 9%

Carbohidratos totales 2.4g 1%

Fibra dietética 1.2g 4%

Azúcares totales 0.5g

Proteína 24.8g

Falda ahumada con sirope de arce

Servicios: 8

Tiempo de

preparación: 40

minutos

Ingredientes

- 1 cucharada de jarabe de arce sin azúcar

- 3 libras de carne de res alimentada con hierba

- 3 cucharadas de aceite de almendras

- 2 tazas de caldo óseo

- 4 cucharadas de humo

líquido Indicaciones

1. Caliente el aceite de almendras en una sartén a fuego medio y agregue las faldas de ternera.
2. Saltee durante unos 4 minutos por lado y agregue el caldo óseo y el humo líquido.
3. Cubra la tapa y cocine durante unos 30 minutos a fuego medio-bajo.
4. Despache en un plato y rocíe con jarabe de arce sin azúcar para servir.

Cantidad nutricional por porción

Calorías 422 Grasa

Total 17g 22%

Grasa saturada 4.9g 25%

Colesterol 117mg 39%

Sodio 130mg 6%

Carbohidratos totales 1.7g 1%
  Fibra dietética 0g 0% Azúcares

totales 1.5g

Proteína 61.6g

Filete de solomillo de ternera Keto

Servicios: 3

Tiempo de

preparación: 45

minutos

Ingredientes

- 3 cucharadas de mantequilla

- 1/2 cucharadita de ajo en polvo

- 1 libra de filetes de solomillo de ternera

- Sal y pimienta negra, al gusto

- 1 diente de ajo,

picado Instrucciones

1. Caliente la mantequilla en una sartén grande y agregue los filetes de solomillo superior de carne de res.
2. Dore los filetes en ambos lados cocinando durante unos 3 minutos por lado.
3. Sazona los filetes con ajo en polvo, sal y pimienta negra y cocina durante unos 30 minutos, volteando una vez.
4. Despache los filetes a un plato para servir y sirva caliente.

Cantidad nutricional por porción

Calorías 386 Grasa

total 21g 27%

Grasa saturada 10,9 g
54%

Colesterol 166mg 55%

Sodio 182mg 8%

Carbohidratos totales 0.7g 0%
Fibra dietética 0.1g 0%

Azúcares totales 0.1g

Proteína 46.1g

Filetes de carne de res suizos de tocino

Servicios: 4

Tiempo de

preparación: 25

minutos

Ingredientes

- 1/2 taza de queso suizo rallado

- 4 filetes de solomillo de ternera

- 6 tiras de tocino cortadas por la mitad

- Sal y pimienta negra, al gusto

- 1 cucharada de

mantequilla Indicaciones

1. Sazona los filetes de carne generosamente con sal y pimienta negra.
2. Ponga la mantequilla en la sartén y caliente a fuego medio-bajo.
3. Agregue los filetes de solomillo superior de ternera y cocine durante unos 5 minutos por lado.
4. Agregue las tiras de tocino y cocine durante unos 15 minutos.
5. Cubra con queso suizo y cocine durante unos 5 minutos a fuego lento.
6. Retirar del fuego y el plato en un plato para servir.

Cantidad nutricional por porción

Calorías 385

Grasa total 25.4g
33%

Sodio 552mg 24%

Carbohidratos

totales 0.8g 0%

Fibra dietética 0g

0%

Grasa saturada 10.7g
54%

Colesterol 96mg 32%
Azúcares totales 0.2g
Proteína 35.5g

Chuletas de cerdo
de ajo rosrmary

Tiempo de preparación: 10 minutos Tiempo de cocción: 35 minutos Servir: 4

ingredientes:

- 4 chuletas de cerdo, deshuesadas
- 1/4 cucharadita de cebolla en polvo
- 2 dientes de ajo picados
- 1 cucharadita de romero seco, triturado
- 1/4 cucharadita de pimienta
- 1/4 cucharadita de sal marina

Indicaciones:

1. Precalentar el horno a 425 F.
2. Sazona las chuletas de cerdo con cebolla en polvo, pimienta y sal.
3. Mezcle el romero y el ajo y frote las chuletas de cerdo.
4. Coloque las chuletas de cerdo en la bandeja para hornear y asar durante 10 minutos.
5. Ajuste la temperatura 350 F y asar durante 25 minutos más.
6. Sirva y disfrute.

Valor nutricional (cantidad por porción):

Calorías 260	Azúcar 0 g
Grasa 20 g	Proteína 19 g
Carbohidratos 1 g	Colesterol 70 mg

SOPAS,
GUISOS Y
ENSALADAS

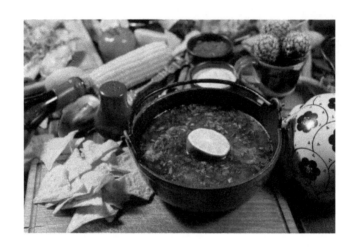

Sopa de pollo con champiñones

Tiempo de preparación: 10 minutos Tiempo de cocción: 20 minutos Servir: 4

ingredientes:

- 1 cucharadita de condimento italiano
- 2 1/2 tazas de caldo de pollo
- Pechuga de pollo de 1 libra, deshuesada y sin piel
- 1 calabaza picada
- 1 1/2 taza de champiñones picados
- 2 dientes de ajo picados
- 1 cebolla picada
- pimienta
- sal

Indicaciones:

1. Agregue todos los ingredientes a la olla instantánea y revuelva bien.
2. Cubra la olla lenta y cocine en alto durante 15 minutos.
3. Deje liberar presión naturalmente y luego abra la tapa.
4. Retire el pollo de la olla y triturar usando tenedor.
5. Puré la sopa usando una licuadora de inmersión.
6. Regresa pollo rallado a la olla instantánea y revuelve bien.

7. Sirva y disfrute.

Valor nutricional (cantidad por porción):

Calorías 290

Grasa 14 g

Carbohidratos 8 g

Azúcar 3 g

Proteína 30 g

Colesterol 110 mg

BRUNCH y
CENA

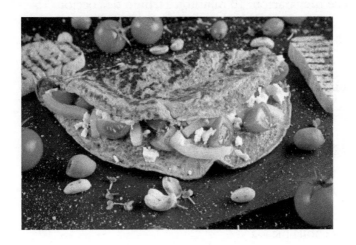

Frittata de tomate

de albahaca

Tiempo de preparación: 10 minutos Tiempo de cocción: 15 minutos

Servir: 2

ingredientes:

- 5 huevos
- 1 cucharada de aceite de oliva
- 7 oz de alcachofas
- 1 diente de ajo picado
- 1 cebolla picada
- 1/2 taza de tomates cherry
- 2 cucharadas de albahaca fresca picada
- 1/4 de taza de queso feta, desmenuzado
- 1/4 cucharadita de pimienta
- 1/4 cucharadita de sal

Indicaciones:

1. Caliente el aceite en una sartén a fuego medio.
2. Agregue el ajo y la cebolla y saltee durante 4 minutos.
3. Agregue alcachofas, albahaca y tomates y cocine durante 4 minutos.
4. Batir los huevos en un tazón y sazonar con pimienta y sal.
5. Vierta la mezcla de huevo en la sartén y cocine durante 5-7 minutos.

6. Sirva y disfrute.

Valor nutricional (cantidad por porción):

Calorías 325

Grasa 22 g

Carbohidratos 14 g

Azúcar 6,2 g

Proteína 20 g

Colesterol 425 mg

POSTRES Y BEBIDAS

Bombas de grasa de mantequilla de cacahuete de aguacate

Tiempo de preparación: 10 minutos Tiempo de cocción: 10 minutos Servir: 6

ingredientes:

- 1 cucharada de aguacate desviado, pelado, deshuesado y picado
- 1 taza de mantequilla de maní
- 3 cucharadas de crema pesada
- 1/2 taza de mantequilla, derretida
- 1/2 taza de aceite de coco, meleted

Indicaciones:

➤ Agregue todos los ingredientes a la licuadora y licúe hasta que estén suaves.

➤ Vierta la mezcla en el mini forro de cupcakes y colóquelo en el refrigerador hasta que esté listo.

➤ Sirva y disfrute.

Valor nutricional (cantidad por porción):

Calorías 640

Grasa 64 g

Carbohidratos 11 g

Azúcar 4 g

Proteína 11 g

Colesterol 51 mg

RECETAS DE DESAYUNO

Gofres con chispas de chocolate

Servicios: 2

Tiempo de preparación: 30 minutos

ingredientes

- 2 cucharadas de proteína de vainilla en polvo
- 1 pizca de sal marina rosa del Himalaya
- 50 gramos de chips de chocolate sin azúcar
- 2 huevos grandes, separados
- 2 cucharadas de mantequilla, derretida

Indicaciones

1. Mezcle las yemas de huevo, la proteína de vainilla en polvo y la mantequilla en un tazón.
2. Mezcle bien las claras de huevo en otro tazón y transfiéralas a la mezcla de yemas de huevo.
3. Agregue las chispas de chocolate sin azúcar y una pizca de sal rosada.
4. Transfiera esta mezcla en el fabricante de gofres y cocine de acuerdo conlas instruccionesdel fabricante.

Cantidad nutricional por porción

Calorías 301

Grasa total 18.8g 24% Grasa saturada 9.7g 49%

Colesterol 229mg 76%

Sodio 242mg 11%

Carbohidratos totales 6.9g 3% Fibra dietética 1.3g

4%

Azúcares totales 1.4g

RECETAS DE MARISCOS

Trucha asada

Servicios: 4

Tiempo de preparación: 45 minutos

ingredientes

- 1/2 taza de jugo de limón fresco

- Filetes de pescado de trucha de 1 libra

- 4 cucharadas de mantequilla

- Sal y pimienta negra, al gusto

- 1 cucharadita de romero seco, triturado

Indicaciones

1. Ponga filetes de trucha de 1/2 libra en un plato y espolvoree con jugo de limón y romero seco.

2. Sazona con sal y pimienta negra y transfiéralo a una sartén.

3. Agregue la mantequilla y cocine, cubierto a fuego medio-bajo durante unos 35 minutos.

4. Despacha los filetes en un plato y sirve con salsa.

Cantidad nutricional por porción

Calorías 349

Grasa total 28.2g 36% Grasa saturada 11.7g 58%

Colesterol 31mg 10%

Sodio 88mg 4%

Carbohidratos totales 1.1g 0% Fibra dietética 0.3g 1%

Azúcares totales 0.9g Proteína 23.3g

APERITIVOS Y POSTRES

Aros de cebolla bajo en carbohidratos

Servicios: 6

Tiempo de preparación: 30 minutos

ingredientes

- 2 cebollas blancas medianas, cortadas en anillos de 1/2 pulgada de espesor
- 1/2 taza de harina de coco
- 4 huevos grandes
- Cortezas de cerdo de 4 oz
- 1 taza de queso parmesano rallado

Indicaciones

1. Precaliente una freidora de aire a 3900F y engrase una cesta de freidora.
2. Ponga harina de coco en un tazón, huevos en el segundo tazón y cortezas de cerdo y queso parmesano en el tercer tazón.
3. Cubra los aros de cebolla a través de los tres cuencos uno por uno y repita.

4. Coloque los aros de cebolla recubiertos en la cesta de la freidora y cocine durante unos 15 minutos.

5. Despacha a un plato y sirve con tu salsa baja en carbohidratos favorita.

Cantidad nutricional por porción

Calorías 270

Grasa total 15.1g 19% Grasa saturada 7.1g 35%

Colesterol 164mg 55%

Sodio 586mg 25%

Carbohidratos totales 11g 4% Fibra dietética 4.8g

17% Azúcares totales 1.8g

Proteína 24.1g

Espárragos de

mantequilla

dorada

Servicios: 4

Tiempo de preparación: 25 minutos

ingredientes

- 1/2 taza de crema agria
- 25 oz. de espárragos verdes
- 3 oz. de queso parmesano rallado
- Sal y pimienta de Cayena, al gusto
- 3 oz. de mantequilla

Indicaciones

1. Sazona los espárragos con sal y pimienta de Cayena.
2. Caliente 1 oz. de mantequilla en una sartén a fuego medio y agregue espárragos sazonados.
3. Saltee durante unos 5 minutos y despache a un tazón.
4. Caliente el resto de la mantequilla en una sartén y cocine hasta que esté de color marrón claro y tenga un olor a nuez.
5. Agregue espárragos a la mantequilla junto con crema agria y queso parmesano.

6. Despacha a un tazón y sirve caliente.

Cantidad nutricional por porción

Calorías 319

Grasa total 28.1g 36% Grasa saturada 17.8g 89%

Colesterol 74mg 25%

Sodio 339mg 15%

Carbohidratos totales 9.1g 3% Fibra dietética 3.8g 14%

Azúcares totales 3.4g

Proteína 11.9g

RECETAS DE CERDO Y CARNE DE RES.

Filetes de carne de res suizos de tocino

Servicios: 4

Tiempo de preparación: 25 minutos

ingredientes

- 1/2 taza de queso suizo rallado
- 4 filetes de solomillo de ternera
- 6 tiras de tocino cortadas por la mitad
- Sal y pimienta negra, al gusto
- 1 cucharada de mantequilla

Indicaciones

1. Sazona los filetes de carne generosamente con sal y pimienta negra.
2. Ponga la mantequilla en la sartén y caliente a fuego medio-bajo.
3. Agregue los filetes de solomillo superior de ternera y cocine durante unos 5 minutos por lado.
4. Agregue las tiras de tocino y cocine durante unos 15

minutos.

5. Cubra con queso suizo y cocine durante unos 5 minutos a fuego lento.

6. Retirar del fuego y el plato en un plato para servir.

Cantidad nutricional por porción

Calorías 385

Grasa total 25.4g 33% Grasa saturada 10.7g 54%

Colesterol 96mg 32%

Sodio 552mg 24%

Carbohidratos totales 0.8g 0% Fibra dietética 0g

0%

Azúcares totales 0.2g Proteína 35.5g

Turquía con Mozzarella y Tomates

Servicios: 2

Tiempo de preparación: 1 hora 30 minutos

ingredientes

- 1 cucharada de mantequilla
- 2 pechugas grandes de pavo
- 1/2 taza de queso mozzarella fresco, en rodajas finas
- Sal y pimienta negra, al gusto
- 1 tomate gitano grande, en rodajas finas

Indicaciones

1. Precaliente el horno a 3750F y engrase la bandeja para hornear con mantequilla.
2. Hacer algunas hendiduras profundas en los pechos de pavo y sazonar con sal y pimienta negra.
3. Rellena las rodajas de queso mozzarella y los tomates en las hendiduras de pavo.
4. Coloque las pechugas de pavo rellenas en la bandeja para hornear y transfiéralas al horno.
5. Hornee durante aproximadamente 1 hora y 15 minutos y sirva caliente.

Cantidad nutricional por porción

Calorías 104 Grasa total 7.4g 9%

Grasa saturada 4.4g 22% Colesterol 25mg 8%

Sodio 256mg 11%

Carbohidratos totales 5.1g 2% Fibra dietética 1g 4%

Azúcares totales 2.6g Proteína 5.7g

RECETAS DE POLLO Y AVES DE CORRAL

Pollo caprese

Servicios: 4

Tiempo de preparación: 30 minutos

ingredientes

- 1 libra de pechugas de pollo, deshuesadas y sin piel
- 1/4 de taza de vinagre balsámico
- 1 cucharada de aceite de oliva virgen extra
- Sal kosher y pimienta negra, al gusto
- 4 rebanadas de queso mozzarella

Indicaciones

1. Sazona el pollo con sal y pimienta negra.
2. Caliente el aceite de oliva en una sartén a fuego medio y cocine el pollo durante unos 5 minutos a cada lado.
3. Agregue el vinagre balsámico y cocine durante unos 2 minutos.
4. Agregue las rodajas de queso mozzarella y cocine durante unos 2 minutos hasta que se derrita.
5. Despacha en un plato y sirve caliente.

Cantidad nutricional por porción

Calorías 329

Grasa total 16.9g 22% Grasa saturada 5.8g 29%

Colesterol 116mg 39%

Sodio 268mg 12%

Carbohidratos totales 1.1g 0% Fibra dietética 0g 0%

Azúcares totales 0.1g Proteína 40.8g

RECETAS DE DESAYUNO

Bol de desayuno de

mora de coco

Tiempo total: 10 minutos Sirve: 2

ingredientes:

- 2 cucharadas de semillas de chía
- 1/4 de taza de hojuelas de coco
- 1 taza de espinacas
- 1/4 de taza de agua
- 3 cucharadas de semillas de lino molidas
- 1 taza de leche de coco sin endulzar
- 1 taza de moras

Indicaciones:

1. Agregue moras, semillas de lino, espinacas y leche de coco en la licuadora y mezcle hasta que quede suave.
2. Freír hojuelas de coco en sartén durante 1-2 minutos.
3. Vierta la mezcla de bayas en los cuencos de servir y espolvoree hojuelas de coco y semillas de chía en la parte superior.
4. Sirva inmediatamente y disfrute.

Valor nutricional (Cantidad por porción): Calorías 182;
Grasa 11,4 g; Carbohidratos 14.5
g; Azúcar 4,3 g; Proteína 5,3 g; Colesterol 0 mg;

Vacunas contra el budín de frambuesa de chía

Tiempo total: 10 minutos Sirve: 4

ingredientes:

- 1/2 taza de frambuesas
- 10 gotas de stevia líquida
- 1 cucharada de cacao en polvo sin endulzar
- 1/4 de taza de leche de almendras sin endulza
- 1/2 taza de leche de coco sin endulzar
- 1/4 de taza de semillas de chía

Indicaciones:

Agregue todos los ingredientes en el frasco de vidrio y revuelva bien para combinar.

1. Vierta la mezcla de budín en los vasos y colóquela en el refrigerador durante 1 hora.
2. Sirva frío y disfrute.

Valor nutricional (Cantidad por porción): Calorías 117; Grasa 10 g; Carbohidratos 5.9 g;

Azúcar 1,7 g; Proteína 2,7 g; Colesterol 0mg;

RECETAS PARA LA CENA

Zanahorias asadas

Tiempo total: 45 minutos Sirve: 6

ingredientes:

- 16 zanahorias pequeñas
- 1 cucharada de perejil fresco, picado
- 1 cucharada de albahaca seca
- 6 dientes de ajo picados
- 4 cucharadas de aceite de oliva
- 1 1/2 cucharadita de sal

Indicaciones:

1. Precalentar el horno a 375 F/ 190 C.
2. En un tazón, combine el aceite, las zanahorias, la albahaca, el ajo y la sal.
3. Esparce las zanahorias en una bandeja para hornear y hornea en horno precalentado durante 35 minutos.
4. Decorar con perejil y servir.

Valor nutricional (Cantidad por porción): Calorías 139; Grasa 9,4 g; Carbohidratos 14.2 g; Azúcar 6,6 g; Proteína 1,3 g; Colesterol 0 mg;

Ensalada de repollo de almendras de aguacate

Tiempo total: 15 minutos Sirve: 3

ingredientes:

- 3 tazas de repollo saboya, rallado
- 1/2 taza de almendras blanqueadas
- 1 aguacate picado
- 1/4 cucharadita de pimienta
- 1/4 cucharadita de sal marina
- Para vestir:
- 1 cucharadita de aminoácidos de coco
- 1/2 cucharadita de mostaza Dijon
- 1 cucharada de jugo de limón
- 3 cucharadas de aceite de oliva
- pimienta
- sal

Indicaciones:

1. En un tazón pequeño, mezcle todos los ingredientes del aderezo y reserve.
2. Agregue todos los ingredientes de la ensalada al tazón

grande y mezcle bien.

3. Vierta el aderezo sobre la ensalada y lave bien.

4. Sirva inmediatamente y disfrute.

Valor nutricional (Cantidad por porción): Calorías 317; Grasa 14.1 g; carbohidratos 39,8 g; Azúcar 9,3 g; Proteína 11,6 g; Colesterol 0 mg;

RECETAS DE ALMUERZO

Ensalada de

zanahoria de

nabo

Tiempo total: 50 minutos Sirve: 4

ingredientes:

- 1 nabo rallado
- 1/4 cucharadita de eneldo
- 3 tazas de repollo rallado
- 1 zanahoria rallado
- 1 pimiento verde picado
- 1 cucharadita de sal

Indicaciones:

1. Agregue el repollo y la sal en un tazón. Cubra el tazón y reserve durante 40 minutos.
2. Lavar y repollo y secar bien.
3. Agregue el repollo en un tazón con

   ingredientes y el ór esto bien.
4. Sirva y disfrute.

43

Valor nutricional (Cantidad por porción): Calorías 34; Grasa 0,1 g; Carbohidratos 7.9 g; Azúcar 4,3 g; Proteína 1,3 g; Colesterol 0 mg;

Espárragos

horneados

Tiempo total: 25 minutos Sirve: 4

ingredientes:

- 40 lanzas de espárragos
- 2 cucharadas de condimento vegetal
- 2 cucharadas de ajo en polvo
- 2 cucharadas de sal

Indicaciones:

1. Precalentar el horno a 450 F/ 232 C.
2. Coloca todas las lanzas de espárragos en la bandeja para hornear y sazona con condimento vegetal, ajo en polvo y sal.
3. Colóquelo en horno precalentado y hornee durante 20 minutos.
4. Sirva caliente y disfrute.

Valor nutricional (Cantidad por porción): Calorías 75; Grasa 0,9 g; Carbohidratos 13.5 g; Azúcar 5,5 g; Proteína 6,7 g; Colesterol 0 mg;

RECETAS DE POSTRES

Budín de aguacate

Tiempo total: 10 minutos Sirve: 8

ingredientes:

- 2 aguacates maduros, pelados, deshuesados y cortados en trozos
- 1 cucharada de jugo de lima fresco
- 14 oz de leche de coco
- 80 gotas de stevia líquida
- 2 cucharaditas de extracto de vainilla

Indicaciones:

1. Agregue todos los ingredientes a la licuadora y licúe hasta que estén suaves.
2. Sirva y disfrute.

Valor nutricional (Cantidad por porción): Calorías 317; Grasa 30.1 g; Carbohidratos 9.3 g; Azúcar 0,4 g; Proteína 3,4 g; Colesterol 0 mg;

RECETAS DE DESAYUNO

Tortilla de atún

El desayuno no estaría completo sin una tortilla saludable para comenzar el día con el pie derecho.

Preparación total y tiempo de cocción: 15 minutos

Nivel: Marcas para principiantes: 2 tortillas

Proteína: 28 gramos Carbohidratos netos:

4.9 gramos Grasa: 18 gramos

Azúcar: 1 gramo

Calorías: 260

Lo que necesita:

- 2 cucharadas de aceite de coco
- 1 pimiento verde medio, sin semillas y cortado en cubos
- 2 1/2 oz de atún enlatado, agua de manantial y drenado
- 1/4 cucharadita de sal
- 6 huevos grandes
- 1/8 cucharadita de pimienta

Pasos:

1. Derretir el aceite de coco en una sartén pequeña y freír la pimienta verde durante aproximadamente 3 minutos. Retirar del quemador.

2. Transfiera los pimientos a un plato y combine el atún hasta

47

que estén completamente juntos. Ajuste a un lado.

3. Batir los huevos, la sal y la pimienta en un plato separado mientras el aceite de coco se derrite en una sartén pequeña antiadherente.

4. Mueva la sartén para asegurarse de que toda la base esté recubierta de aceite y muy caliente.

5. Vacíe los huevos batidos en la sartén y use una espátula de goma para levantar el

   borde de los huevos cocidos en varias áreas para permitir que los huevos sin cocinar se calienten.

6. Una vez que haya una fina capa de huevo cocido creado, deje la sartén a fuego lento durante medio minuto para ajustarla completamente.

7. Recoge la mitad de los pimientos y el atún en un lado de los huevos. Utilice la espátula de goma para voltear los huevos cocidos para crear una tortilla.

8. Presione hacia abajo ligeramente hasta que la tortilla selle naturalmente y después de aproximadamente 1 minuto, muévase a una placa de servir.

9. Repita los pasos del 4 al 8 con la segunda tortilla.

Consejo para hornear:

Si no tiene una tonelada de tiempo por las mañanas, puede crear la tortilla llenando la noche anterior y refrigerar en un recipiente con tapa.

Consejo de variación:

Usted puede optar por decorar la parte superior de la tortilla con sal y pimienta adicionales al gusto o cebollinos picados.

RECETAS DE APERITIVOS

Chips de rábano

Si le faltan patatas fritas, estas patatas fritas crujientes de rábano podrían ser el boleto para su tarde feliz.

Preparación total y tiempo de cocción: 30 minutos

Nivel: Principiante

Hace: 4 ayudas

Proteína: 1 gramo Carbohidratos netos: 2 gramos De grasa: 35 gramos

Azúcar: 2 gramos

Calorías: 350

Lo que necesita:

- 1/4 cucharada de cebolla en polvo
- 24 oz. de aceite de oliva virgen extra
- 1/4 cucharadita de sal
- Rábanos de 48 oz, pelados y cortados en rodajas
- 1/8 cucharadita de pimienta

Pasos:

1. Pelar y cortar los rábanos a su espesor preferido.

2. En una sartén grande, caliente el aceite de oliva

   a continuación, reducir la temperatura.

3. Freír los rábanos durante aproximadamente 40 minutos si se cortan en rodajas finas, hasta una hora si son más gruesas. Espolvoree con la sal, la cebolla en polvo y la pimienta y revuelva ocasionalmente.

4. Retire a un plato cubierto con toalla de papel y sirva.

Consejo para hornear:

Si quieres chips ultra crujientes, córtalos y fríe durante aproximadamente 50 minutos hasta que los bordes empiecen a rizarse.

RECETAS DE ALMUERZO

Ensalada Cobb

Esta sabrosa ensalada fácil de hacer se puede hacer con anticipación y poner en un recipiente para llevar con usted al trabajo o al gimnasio.

Preparación total & Tiempo de cocción: 30 minutos Nivel: Principiante

Hace: 1 Ensalada

Proteína: 24 gramos Carbohidratos netos: 4.7 gramos De grasa: 18 gramos

Azúcar: 2 gramos

Calorías: 337

Lo que necesita:

- 4 tomates cherry
- 3/4 de taza de aguacate
- 1 huevo grande
- 2 tazas de ensalada verde mixta
- 1/4 de taza de tocino cocido, desmenuzado
- 2 oz. de pechuga de pollo, rallado
- 4 tazas de agua fría
- 1 cucharada de aceite de coco, derretido

Pasos:

1. Llene una cacerola con 2 tazas de agua fría y el huevo.

2. Una vez que el agua empiece a hervir, ajuste un temporizador durante 7 minutos.

3. Cuando el temporizador se apague, escurrir el agua y verter las 2 tazas restantes de agua fría en el huevo para enfriar.

4. Una vez que se pueda manipular, pelar el huevo y cortar en trozos grandes.

5. Dore el tocino en una sartén con el aceite de coco hasta que esté crujiente. Sobre una placa cubierta con toalla de papel.

6. Corta los dados el aguacate y los tomates.

7. En un tazón, vacíe las verduras mixtas y combine el pollo. Triturar el tocino en el plato de ensalada.

8. Finalmente, transfiera el aguacate cortado en cubos, los tomates y el huevo a la parte superior. Sirva inmediatamente.

Consejo de variación:

Rocía una cucharada de aderezo ranchero encima de tu ensalada. Esto añadirá aproximadamente

8 gramos de grasa y 73 calorías.

RECETAS PARA LA CENA

Almejas

Esta sería una cena maravillosa en una noche fría y es sorprendentemente libre de lácteos.

Preparación total & Tiempo de cocción: 30 minutos Nivel: Principiante

Hace: 4 ayudas

Proteína: 2 gramos Carbohidratos netos: 4 gramos De grasa: 15 gramos

Azúcar: 2 gramos

Calorías: 164

Lo que necesita:

- 2 tazas de floretes de coliflor
- 1 cucharadita de cebolla en polvo
- 12 oz. de almejas de vapor, barajadas
- 1 1/3 cucharadita de sal, separada
- 4 cucharadas de mantequilla, separada
- 1 1/3 taza de agua
- Caldo de pollo de 13 onzas
- 2 cucharaditas de romero
- 1/4 cucharadita de pimienta

Pasos:

1. Usando una cacerola profunda, disolver 2 cucharadas de mantequilla.

2. Caliente 1 1/2 tazas de coliflor durante unos 2 minutos.

3. Vacíe el agua, la cebolla en polvo, 1 cucharada de sal, caldo de pollo y 2 cucharadas restantes de mantequilla en la cacerola y caliente hasta que burbujee.

4. Baje el fuego a medio, cubra la olla con una tapa y déjela calentar durante unos 10 minutos.

5. Retire la cacerola del quemador y transfiérala a una licuadora de alimentos. Pulse durante aproximadamente 60 segundos hasta una consistencia suave.

6. Distribuya la mezcla de nuevo a la cacerola y combine las 1/2 tazas restantes de coliflor, 1 cucharadita de romero y las almejas.

7. Cocine a fuego lento durante unos 10 minutos y retírelo del quemador.

8. Sazona con pimienta, la cucharadita restante de sal y la cucharadita restante de romero.

Consejo para hornear:

Alternativamente, puede sustituir ghee por la mantequilla.

Consejo de variación:

Decora la sopa con una cucharada de tocino triturado para añadir sabor.

RECETAS INUSUALES DE COMIDAS

Pate de hígado de pollo

Este es un plato tradicional francés que está cargado de grasas saludables para ayudarte a ameniza tu dieta Keto.

Preparación total y tiempo de cocción: 30 minutos más 1 día completo para marinar

Nivel: Principiante Hace: 4 Ayudas

Proteína: 4 gramos

Carbohidratos netos: 2,3 gramos de grasa:

11 gramos

Azúcar: 0 gramos

Calorías: 162

Lo que necesita:

- 8 oz. hígado de pollo

- 1/2 cucharada de vinagre de sidra de manzana

- 3 cucharaditas de aceite de coco

- 1/2 cucharadita de romero, tallos retirados

- 8 oz de puerro verde picado

- 1/4 cucharadita de sal

- 2 cucharadas de vinagre balsámico

- 1/2 cucharadita de pimienta

Pasos:

1. Marinar el hígado de pollo en una combinación de vinagre de sidra de manzana y agua en un molde para hornear de vidrio durante un día completo.

2. Caliente una sartén de hierro fundido hasta que el aceite de coco se disuelva.

3. Escurrir los hígados del adobo y transferir a la sartén con los puerros, sal y romero, revolviendo para incorporar bien.

4. Coloque una tapa en la sartén y caliente durante unos 10 minutos. Los hígados serán un poco rosados por dentro.

5. Retirar del quemador y enfriar durante aproximadamente 5 minutos.

6. Vacíe la grasa y los hígados en una licuadora de alimentos, raspando la sartén con una cuchara de madera para eliminar todo el contenido.

7. Pulse junto con la pimienta y el vinagre balsámico hasta que la consistencia sea sedosa.

8. Vacíe en un tarro de albañil y sirva inmediatamente. Conservar en el refrigerador y se mantendrá hasta 4 días.

RECETAS DE POSTRES KETO

Barras de mantequilla de maní de coco

Servicios: 12

Tiempo de preparación: 10 minutos Tiempo de cocción: 10 minutos

ingredientes:

- 1 taza de coco rallado sin endulzar
- 1/2 cucharadita de vainilla
- 1 cucharada de desviación
- 1 taza de mantequilla cremosa de maní
- 1/4 de taza de mantequilla
- Pizca de sal

Indicaciones:

- Agregue la mantequilla en un tazón seguro para microondas y microondas hasta que la mantequilla se derrita.
- Agregue la mantequilla de maní y revuelva bien.
- Agregue el edulcorante, la vainilla y la sal y revuelva.

- Agregue el coco rallado y mezcle hasta que esté bien combinado.

- Transfiera la mezcla al plato de hornear engrasado y extienda uniformemente.

- Colóquelo en nevera durante 1 hora.

- Cortar y servir.

Por porción: Carbohidratos netos: 3.8g; Calorías: 221 Grasa Total: 20g; Grasa saturada: 9.4g Proteína: 6.1g; Carbohidratos: 6.4g; Fibra: 2.6g; Azúcar: 2.7g; Grasa 82% / Proteína 12% / Carbohidratos 6

pastel

Deliciosa almendra

Tarta de manzana

Servicios: 10

Tiempo de preparación: 10 minutos Tiempo de cocción: 55 minutos

Para la corteza:

- 2 tazas de harina de almendras

- 6 cucharadas de mantequilla, derretida

- 1/2 cucharadita de canela

- 1/3 taza de eritritol

Para el llenado:

- 1/4 de taza de eritritol

- 3 tazas de manzanas peladas, con núcleo y cortadas en rodajas

- 1/2 cucharadita de canela

- 1/4 de taza de mantequilla

- 1/2 cucharadita de jugo de limón

Indicaciones:

1. Precalentar el horno a 375 F/ 190 C.

2. Para la corteza: En un tazón, mezcle la mantequilla, la canela, el descarnado y la harina de almendras hasta que

se vea desmenuzada.

3. Transfiera la mezcla de corteza a la sartén de 10 pulgadas en forma de resorte y extienda uniformemente con los dedos.

4. Hornee la corteza en horno precalentado durante 5 minutos.

5. Para el relleno: En un tazón, mezcle las rodajas de manzana y el jugo de limón.

6. Coloca las rodajas de manzana uniformemente en la parte inferior de la corteza horneada en forma circular.

7. Presione las rodajas de manzana ligeramente hacia abajo.

8. En un tazón pequeño, combine la mantequilla, el descarnado y la canela y el microondas durante 1 minuto.

9. Batir hasta que estén suaves y verter sobre rodajas de manzana.

10. Hornee tarta durante 30 minutos.

11. Retire del horno y presione ligeramente las rodajas de manzana con un tenedor.

12. Gire el fuego a 350 F/ 180 C y hornee durante 20 minutos más.

13. Retirar del horno y dejar a un lado para enfriar completamente.

14. Cortar y servir.

Por porción: Carbohidratos netos: 3.7g; Calorías: 236; Grasa total: 22.7g; Grasa saturada: 8.1g

Proteína: 5g; Carbohidratos: 6.4g; Fibra: 2.7g; Azúcar: 1.9g; Grasa 86% / Proteína 8% / Carbohidratos 6%

pastel

Servicios: 16

Tiempo de preparación: 10 minutos Tiempo de cocción: 40 minutos

ingredientes:

- 4 huevos
- 1 cucharadita de polvo de hornear
- 1 1/2 cucharadita de vainilla
- 1/3 taza de swerve
- Queso crema de 2 oz, suavizado
- 2 cucharadas de mantequilla
- 1 taza de harina de almendras
- 1/2 taza de harina de coco
- 4 oz media y media
- Pizca de sal
- Para cobertura:
- 3/4 de taza de almendras tostadas y en rodajas
- 1/3 taza de swerve

- 6 cucharadas de mantequilla, derretida
- 1 taza de harina de almendras

Indicaciones:

1. Precalentar el horno a 350 F/ 180 C.
2. Rocíe la sartén de 8 pulgadas con spray de cocina y reserve.
3. Agregue todos los ingredientes excepto los ingredientes de cobertura en el batidor de tazón grande hasta que estén bien combinados.
4. Vierta la masa en la sartén preparada y extienda uniformemente.
5. Combine todos los ingredientes de cobertura.
6. Espolvoree la mezcla uniformemente sobre la masa.
7. Hornee durante 40 minutos.
8. Retirar del horno y dejar enfriar por completo.
9. Cortar y servir.

Por porción: Carbohidratos netos: 2.8g; Calorías: 198 Grasa Total: 18.2g; Grasa saturada: 6g

Proteína: 5.9g; Carbohidratos: 5g; Fibra: 2.2g; Azúcar: 0.9g; Grasa 83% / Proteína 12% / Carbohidratos 5%

CARAMELO: PRINCIPIANTE

Caramelo de manteca de cacao

Servicios: 8

Tiempo de preparación: 5 minutos Tiempo de cocción: 5 minutos

ingredientes:

- 1/4 de taza de manteca de cacao
- 10 gotas de stevia
- 1/4 de taza de aceite de coco

Indicaciones:

1. Derretir el aceite de coco y la manteca de cacao en una cacerola a fuego lento.
2. Retire del fuego y agregue la stevia.
3. Vierta la mezcla en el molde de caramelo de silicona y refrigere hasta que se endurezca.
4. Sirva y disfrute.

Por porción: Carbohidratos netos: 0g; Calorías: 119; Grasa total: 13.8g; Grasa saturada: 9,9 g

Proteína: 0g; Carbohidratos: 0g; Fibra: 0g; Azúcar: 0g; Grasa 100% / Proteína

0% / Carbohidratos 0%

POSTRE CONGELADO: PRINCIPIANTE

Helado de fresa

Servicios: 4

Tiempo de preparación: 5 minutos Tiempo de cocción: 10 minutos

ingredientes:

- 2 cucharadas de crema agria
- 1/3 taza de swerve
- 1/2 taza de fresas en rodajas
- 2 tazas de crema pesada
- 1/2 cucharadita de vainilla

Indicaciones:

1. Agregue todos los ingredientes a la licuadora y licúe hasta que estén suaves.
2. Vierta la mezcla en una sartén de metal y colóquelo en el refrigerador durante 5-6 horas.
3. Descongelar helado durante 20 minutos hasta que esté suave.
4. Sirva y disfrute.

Por porción: Carbohidratos netos: 3.2g; Calorías: 228; Grasa total: 23.5g; Grasa saturada: 14.6g

Proteína: 1.5g; Carbohidratos: 3.6g; Fibra: 0.4g; Azúcar: 1g; Grasa 93% / Proteína 2% / Carbohidratos 5%

COOKIES: PRINCIPIANTE

Galletas

Gingersnap

Servicios: 8

Tiempo de preparación: 10 minutos Tiempo de cocción: 10 minutos

ingredientes:

- 1 huevo
- 1/2 cucharadita de vainilla
- 1/8 cucharadita de clavo de olor molido
- 1/4 cucharadita de nuez moscada molida
- 1/4 cucharadita de canela molida
- 1/2 cucharadita de jengibre molido
- 1 cucharadita de polvo de hornear
- 3/4 de taza de eritritol
- 2/4 de taza de mantequilla, derretida
- 1 1/2 taza de harina de almendras
- Pizca de sal

Indicaciones:

1. En un tazón de mezcla, mezcle todos los ingredientes secos.

2. En otro tazón, mezcle todos los ingredientes húmedos.

3. Agregue los ingredientes secos a los ingredientes húmedos y mezcle hasta que se forme una mezcla similar a la masa.

4. Cubra y colóquelo en el refrigerador durante 30 minutos.

5. Precalentar el horno a 350 F/ 180 C.

6. Forre la bandeja para hornear con papel pergamino y reserve.

7. Hacer galletas de masa y colocar en una bandeja para hornear preparada.

8. Hornee durante 10-15 minutos.

9. Sirva y disfrute.

Por porción: Carbohidratos netos: 2.8g; Calorías: 232; Grasa total: 22.6g; Grasa saturada: 8,2 g

Proteína: 5.3g; Carbohidratos: 5.1g; Fibra: 2.3g; Azúcar: 0.8g; Grasa 87% / Proteína 9% / Carbohidratos 4%

Intermedio: Helado cremoso de tarta de queso de frambuesa

Servicios: 8

Tiempo de preparación: 10 minutos Tiempo de cocción: 30 minutos

ingredientes:

- 1 cucharada de desviación
- 4 oz de frambuesas
- 1 cucharadita de vainilla
- 1/2 taza de leche de almendras sin endulza
- 1 1/2 taza de crema pesada
- 3/4 de taza de swerve
- Queso crema de 8 oz, suavizado

Indicaciones:

1. En un tazón grande, bate el queso crema y desvía hasta que quede suave.

2. Agregue la vainilla, la leche de almendras y la crema

pesada y mezcle bien.

3. Vierta la mezcla de helados en la heladería y revuelve de acuerdo con las instrucciones de la máquina.

4. En un tazón pequeño, machacar frambuesas. Añadir 1 cucharada de cebado en puré de frambuesas y mezclar bien.

5. Agregue la mezcla de puré de frambuesa al helado.

6. Sirva y disfrute.

Por porción: Carbohidratos netos: 2.5g; Calorías: 188 Grasa Total: 18.5g; Grasa saturada: 11.4g

Proteína: 2.8g; Carbohidratos: 3.5g; Fibra: 1g; Azúcar: 0.8g; Grasa 89% / Proteína 6% / Carbohidratos 5%

RECETAS DE DESAYUNO

Conveniente sándwich de senderismo

Total: 15 min Preparación: 15 min

Rendimiento: 4 porciones

ingredientes

- 1 porción redonda de pan seco estilo nación (alrededor de 1 libra)
- 1/2 taza de salsa pesto (adquirida o construida de forma nativa)
- 1/2 libra de jamón de corte escaso, jamón de primera calidad o pavo ahumado
- 1/2 libra de corte exiguo Parrano cheddar, Monterey Jack, o provolone
- 2 enormes pimientos rojos, hermados a fuego lento, despojados y cortados en tiras anchas; o 1 recipiente asado
- pimientos de campana roja
- 2 tomates listos, cortados

dirección

1. Coloca la porción de pan en una tabla y con una hoja afilada, corta un enorme flotar en el punto más alto del pan, alrededor de 1 pulgada desde el borde, haciendo una cubierta. Evacúe la cubierta y saque las partes internas del pan tanto de la base como de la parte superior, haciendo una cáscara de pan. (¡Ahorra pan para migas de pan o para animar a las criaturas aladas!). Extienda alrededor de 2/3 de la salsa pesto dentro de la base de pan, cubriendo tan uniformemente como cabía esperar dadas las circunstancias. Esparce el resto del pesto en la parte inferior de la cubierta de pan. Capa 1/3 de la carne cortada en la base de la base del pan, metiendo en los lados. Cubra con 1/2 del cheddar cortado, en ese punto 1/2 de los pimientos, en ese momento una gran porción de los cortes de tomate. Capas de rehash, terminando con el último 1/3 de la carne en la parte superior. Asegúrese de doblar carne, cheddar y verduras en los lados de la base de pan al igual que en el interior.

2. Suplante la tapa del pan para que se acueste con las huellas cortadas. Encierre el sándwich con plástico o un pañuelo, fijando firmemente. Utilice una cuchilla afilada en 4 cuñas y sirva.

RECETAS DE ALMUERZO

Galletas de hierbas asadas

Porciones: 75 galletas

Valores nutricionales:

Calorías: 34, Grasa total: 5.1 g, Grasa saturada: 0.3 g, Carbohidratos: 1.5 g, Azúcares: 0.3 g, Proteína: 1.3 g Ingredientes:

- 1/4 de taza de aceite de aguacate
- 10 tallos de apio
- 1 ramita de romero fresco, tallo desechado
- 2 ramitas de tomillo fresco, tallos desechados
- 2 cucharadas de vinagre de manzana
- 1 cucharadita de sal del Himalaya
- 3 tazas de semilla de lino molido

Indicaciones:

1. Precaliente el horno a 225F / 110C.

2. Agregue el aceite, el apio, las hierbas, el vinagre y la sal a su procesador de alimentos y pulse hasta que se pure. Agregue el lino y pulse de nuevo para incorporar y dejar reposar durante unos 2-3 minutos hasta que la mezcla se firme.

3. Hornee en el horno precalentado durante aproximadamente una hora. Retire el papel pergamino, voltee las galletas y hornee durante una hora más. Si las galletas son gruesas, necesitarán más tiempo para hornear.

4. Deja que se enfríe antes de servir.

Keto Rosemary Rolls

Tiempo de cocción: 20 min

Rendimiento : 8 rollos

Datos nutricionales: 89 calorías por rollo: Carbohidratos 2.3g, grasas 7.7g, y 3.3g proteínas.

ingredientes:

- 2 cucharaditas de romero fresco
- 1 cucharada de polvo de hornear
- Queso crema de 4 oz
- 3/4 de taza de queso mozzarella rallado
- 1 cucharadita de cebollinos secos
- 1 huevo
- 1 taza de harina de almendras

Pasos:

1. Caliente el horno a 160°C.
2. Mezcle todos los ingredientes secos: harina de almendras +polvo de hornear +cebollino seco+romero fresco.
3. Microondas mozzarella+queso crema por un minuto.
4. Agregue allí un huevo y mezcle de nuevo.
5. Añadir al huevo con queso mezclado ingredientes secos y hacer la masa.

6. Deja que se enfríe en un congelador durante 15 minutos.

7. Engrasa tus manos y forma 8 bolas pequeñas

8. Colócalos en una bandeja para hornear cubierta con el papel de mantequilla.

Hornee durante 20 minutos.

RECETAS DE APERITIVOS

Intermedio: Pan de nueces

Porciones: 10-12

Tiempo de cocción: 75 minutos

Nutrientes por porción: Calorías: 103 | Grasas: 13,1 g | Carbohidratos: 1,6 g | Proteínas: 6,5 g

ingredientes:

- 1 taza de harina de almendras
- 3 huevos
- 1/4 de taza de aceite de oliva
- 2 oz de nueces de Brasil
- Avellanas de 2 oz
- 2 oz de nueces
- 1/2 taza de semillas de sésamo
- 2 cucharadas de semillas de lino
- 2 cucharadas de semillas de calabaza
- Una pizca de sal

Proceso de cocción:

1. El horno se precalenta a 170°C (338°F).

2. Tritura todas las nueces en una licuadora hasta que la uniformidad.

3. En un tazón, mezcle los ingredientes secos. Agregue los huevos batidos y la mantequilla. Mézclalo todo.

4. Engrase el plato para hornear. Saca la pasta. Hornee en el horno durante 60 minutos.

Pan de taza de keto

Tiempo de preparación: 2 minutos Tiempo

de cocción: 2 min

Porciones:1

Valores nutricionales:

Grasa: 37 g.

Proteína: 15 g.

Carbohidratos: 8 g.

ingredientes:

- 1/3 taza de harina de almendras

- 1/2 cucharadita de polvo de hornear

- 1/4 cucharadita de sal

- 1 Huevo entero

- 1 cucharada de mantequilla derretida

Indicaciones:

1. Mezcle todos los ingredientes en una taza apto para microondas.

2. Microondas durante 90 segundos.

3. Fresco durante 2 minutos.

4. Bollos de licuadora Keto

cena

Galletas de chile

Porciones:30 galletas

Valores nutricionales: Calorías: 49, Grasa total: 4,1 g, Grasa saturada: 1,2 g, Carbohidratos: 2,8 g, Azúcares: 0,1 g, Proteína: 1,6 g

ingredientes:

- 3/4 de taza de harina de almendras
- 1/4 de taza de harina de coco
- 1/4 de taza de semilla de lino
- 1/2 cucharadita de pimentón
- 1/2 cucharadita de comino
- 1 1/2 cucharadita de especia de chile
- 1 cucharadita de cebolla en polvo
- 1/2 cucharadita de sal
- 1 Huevo
- 1/4 de taza de mantequilla sin sal

Indicaciones:

1. Precaliente el horno a 350F / 175C.

2. Pulse los ingredientes hasta que se forme la masa.

3. Divida la masa en dos partes iguales. Cortar en galletas y repetir lo mismo con la otra bola de masa. Transfiera las galletas a la bandeja para hornear preparada.

4. Hornee durante unos 8-10 minutos. Cuando haya terminado, retirar del horno, dejar enfriar y servir.

Jueves: Desayuno:

Viernes: Desayuno:

Rompe el Fast

Burrito Bowl

Salte los carbohidratos de la tortilla poniendo carne de res y verduras sazonadas sobrantes en un tazón. Qué fácil.

Consejo de variación: prueba diferentes ingredientes, como la salsa.

Tiempo de preparación: 5 minutos

Tiempo de cocción: 15 minutos

Sirve 2

Lo que hay en él

- Carne molida sazonada – puede utilizar la receta de Keto Taco (.5 libras)
- Coliflor arrocera preparada (2 tazas)
- Cilantro picado (2 T)
- Mantequilla (2 t, dividida)
- Huevos (3 qty)
- Sal (al gusto)
- Pimienta (al gusto)

Cómo se hace

1. Dore y sazone la carne de res en una sartén grande con una cucharadita de mantequilla. Cuando haya

terminado, empuje hacia un lado.

2. Agregue la coliflor cortada en cubos y el cilantro picado. Sazona con sal. Empuje hacia un lado.

3. Derretir una cucharadita de mantequilla en el espacio abierto de la sartén.

4. Batir los huevos y añadir a la mantequilla. Revuelve en la sartén. Si su sartén no es lo suficientemente grande para este paso, use una sartén separada.

5. Mezclen todo. El gusto.

6. Sazona con sal y pimienta si es necesario.

Carbohidratos netos: 4 gramos

Grasa: 14 gramos

Proteína: 34 gramos

Azúcares: 2 gramos

Panqueques, El

Camino Keto

¡Qué regalo! Panqueques en la dieta keto. Si pensabas que te perderías panqueques esponjosos, entonces prueba esto. Son deliciosos.

Consejo de variación: servir con bayas y crema batida casera, mantequilla de maní o incluso tocino arrugado y crujiente.

Tiempo de preparación: 5 minutos tiempo de cocción: 10 minutos sirve 4

Lo que hay en él

- Huevos (4 qty)

- Queso cottage (7 onzas)

- Polvo de cáscara de psyllium molido (En tiendas de comestibles saludables 1T)

- Mantequilla (2 onzas)

Cómo se hace

1. Mezcle los huevos, el queso y la cáscara de psyllium en polvo

y reserve. La mezcla se espesará.

2. A fuego medio, derretir la mantequilla en una sartén antiadherente. Cuando se derrita y burbujee ligeramente, vierta 3 T de masa de panqueques y cocine durante 4 minutos. Voltea y cocina durante 3 minutos más. Proceda con el resto de la masa.

Carbohidratos netos: 5 gramos

Grasa: 39 gramos

Proteína: 13gramos; Azúcares: 2 gramos

KETO EN LA CENA

Miércoles: Cena:

Keto Tacos

Los tacos también tienen un cambio de imagen. En lugar de tortillas, el relleno se rellena en botes de calabacín. Hacer condimentos adicionales para tener siempre a mano para la carne de taco en cualquier momento.

Consejos de variación: Prueba diferentes tipos de quesos. Sirva con salsa.

Tiempo de preparación: 15 minutos Tiempo de cocción: 30 minutos Sirve 4

Lo que hay en él

- Calabacín (2 qty)

- Aceite de oliva virgen extra (3 T, dividido)

- Carne de res o cerdo molida alimentada con hierba (1 libra)

- Sal kosher (1 t)

- Cebolla blanca picada (.25 tazas)

- Chile en polvo (1 t)

- Comino (.5 t)

- Orégano (.5 t)

- Queso cheddar rallado (1,25 tazas)

Cómo se hace

1. Gire el horno a 400 grados F para precalentar.

2. Corta el calabacín por la mitad a lo largo y saca las semillas para hacer barcos. Espolvorear con sal kosher. Deje reposar unos 10 minutos.

3. Caliente 2 T de aceite de oliva virgen extra en sartén y carne marrón.

4. Agregue el chile en polvo, el comino, el orégano y la sal. Cocine hasta que el líquido se haya ido en su mayoría.

5. Mancha el calabacín con una toalla de papel y colópalo en una bandeja para hornear que ha sido engrasada.

6. Mezcle 1/3 de queso en la carne sazonada.

7. Coloque la carne cursi en los botes de calabacín uniformemente y colóquela en horno caliente durante unos 20 minutos hasta que el queso empiece a dorarse. Retirar del horno y dejar enfriar durante unos minutos.

Carbohidratos netos: 6 gramos

Grasa: 49 gramos

Proteína: 33 gramos

Azúcares: 2 gramos

Jueves: Cena: En movimiento alitas de pollo con judías verdes

Decidimos incorporar una idea de comida aquí para ilustrar cómo puedes construir tus comidas de keto cuando estás presionado por el tiempo.

Qué hay en él:

- Alitas de pollo ahumado de pacana (congeladas, disponibles en WalMart)
- Frijoles verdes franceses junto al mercado (frescos y envasados para microwaving, disponibles en Walmart.
- Cómo se hace:
- Precaliente el horno a 425.
- Hornee las alitas de pollo durante 30-35 minutos.
- Cuando las alitas de pollo estén casi terminadas, coloque los frijoles dentro de un microondas en la bolsa y cocine durante 2-3 minutos.
- Saque los frijoles y sazone con mantequilla o aceite de oliva, y sal y pimienta.
- ¡Disfruta con tus alitas de pollo!

Carbohidratos netos: 7 gramos

1. Grasa: 14 gramos por 4 onzas de pollo, asegúrese de añadir mantequilla o aceite de oliva utilizado
2. Proteína: 14 gramos por 4 onzas de pollo
3. Azúcares: 3 gramos